EQUILÍBRIO HORMONAL E QUALIDADE DE VIDA

Dados Internacionais de Catalogação na Publicação (CIP)
(Câmara Brasileira do Livro, SP, Brasil)

Klepacz, Sergio
Equilíbrio hormonal e qualidade de vida: estresse, bem-estar, alimentação e envelhecimento saudável / Sergio Klepacz. — São Paulo: MG Editores, 2008.

ISBN 978-85-7255-052-9

1. Bem-estar – Aspectos sociais 2. Envelhecimento 3. Estresse (Psicologia) – Tratamento 4. Hormônios – Aspectos fisiológicos 5. Nutrição 6. Reposição hormonal – Terapia 7. Terapia ortomolecular I. Título.

08-01064
CDD-612.405
NLM-WK 190

Índice para catálogo sistemático:

1. Equilíbrio hormonal: Qualidade de vida: Fisiologia humana: Ciências médicas   612.405

Compre em lugar de fotocopiar.
Cada real que você dá por um livro recompensa seus autores
e os convida a produzir mais sobre o tema;
incentiva seus editores a encomendar, traduzir e publicar
outras obras sobre o assunto;
e paga aos livreiros por estocar e levar até você livros
para a sua informação e o seu entretenimento.
Cada real que você dá pela fotocópia não autorizada de um livro
financia um crime
e ajuda a matar a produção intelectual em todo o mundo.

EQUILÍBRIO HORMONAL E QUALIDADE DE VIDA

Estresse, bem-estar, alimentação
e envelhecimento saudável

SERGIO KLEPACZ

EQUILÍBRIO HORMONAL E QUALIDADE DE VIDA
Estresse, bem-estar, alimentação e envelhecimento saudável
Copyright © 2008 by Sergio Klepacz
Direitos desta edição reservados por Summus Editorial

Editora executiva: **Soraia Bini Cury**
Assistentes editoriais: **Bibiana Leme e Martha Lopes**
Capa: **Renata Buono**
Diagramação: **Acqua Estúdio Gráfico**
Ilustrações: **Sergio Kon**

MG Editores
Departamento editorial:
Rua Itapicuru, 613 – 7º andar
05006-000 – São Paulo – SP
Fone: (11) 3872-3322
Fax: (11) 3872-7476
http://www.mgeditores.com.br
e-mail: mg@mgeditores.com.br

Atendimento ao consumidor:
Summus Editorial
Fone: (11) 3865-9890

Vendas por atacado:
Fone: (11) 3873-8638
Fax: (11) 3873-7085
e-mail: vendas@summus.com.br

Impresso no Brasil

SUMÁRIO

Apresentação 7

1. Os ciclos da vida 15
   Primeira fase: evolutiva, de maturação 16
   Segunda fase: relativa estabilidade 18
   Terceira fase: involutiva inicial 20
   A polêmica gerada pela prática da reposição hormonal .. 24
   A evolução da reposição hormonal 27
   Hormônios bioidênticos 27
   Quarta fase: involutiva 34
   Aos poucos, minha vida foi mudando 36

2. A testosterona como antidepressivo
   (o caso do professor Alberto) 39
   Testosterona, um hormônio fundamental da saúde
   masculina 44

3. Quando nossa resposta ao estresse é falha
   (a história de Helena) 49
   O tratamento 55
4. Hormônios sexuais e qualidade de vida
   (Milena e o prazer) 57
   A importância dos hormônios sexuais 60
5. A influência da alimentação no perfil hormonal 65
   O dilema de Roberta 72
6. Sinais de alerta (hormônios, neurotransmissores
   e a mente) 77

Epílogo 85

APRESENTAÇÃO

EQUILÍBRIO HORMONAL E QUALIDADE DE VIDA

Antes de entrar nesse assunto palpitante, gostaria de me apresentar. Nasci em São Paulo em 1956, ano em que o Presidente Juscelino Kubitscheck anunciava a construção de Brasília. Na música, Elvis Presley era o rei, e o mundo voltava os olhos para o casamento da atriz Grace Kelly com o príncipe Rainier de Mônaco.

Nas décadas de 1950 e 1960, o hábito de fumar não só era permitido como incentivado. No cinema norte-americano, simbolizava virilidade para os homens e elegância para as mulheres. A televisão era em preto e branco. Olhando para trás, a vida também parecia ser, talvez por sinalizar um período de gestação das revoluções sociais e tecnológicas que mudariam radicalmente a vida do planeta.

    A lembrança que tenho dos meus avós é de que eles eram bem velhinhos. Hoje, fazendo as contas, vejo que eles estavam na faixa dos 50, 55 anos, porém eram tratados por nós como idosos. Sei que isso acontece com todas as crianças, mas vendo agora as fotos daquela época, constato que eles pareciam, de fato, velhos.

    Ainda na adolescência decidi que queria ser médico. Cursei a Faculdade de Medicina da PUC São Paulo e optei pelo ramo da psiquiatria porque me fascinava a idéia de descobrir a química que nos faz sentir e pensar. Em seguida, fiz pós-graduação em psicofarmacologia, buscando entender a ação das drogas no cérebro e na mente.

    Vi, provavelmente como você, o mundo se globalizar. Celulares, microondas e computadores passaram a fazer parte da nossa "cesta básica" existencial... A medicina apresentou muitas novidades e novas drogas foram desenvolvidas, dominando a cena. Resultado? Boa parte das pessoas passou a viver dependente de um arsenal de remédios que supostamente deveria garantir sua saúde.

    Durante todos esses anos estive (como ainda estou) fascinado pelo progresso da ciência, e, em especial, pelas pesquisas relacionadas aos efeitos dos mensageiros químicos no cérebro e por sua relação com as doenças físicas, com o envelhecimento e o equilíbrio emocional.

Na psiquiatria, o paciente costuma ser diagnosticado segundo os sintomas que apresenta, e deve aderir a um programa padronizado de tratamento que envolve medicação e, em alguns casos, procedimentos psicoterápicos.

Na década de 1970, a solução parecia estar encapsulada nos então novíssimos ansiolíticos, amplamente receitados e que acabaram por se transformar em um pesadelo para os incontáveis usuários que ficaram dependentes dessas drogas.

A história é feita de uma superposição de fases, mudanças e tendências que vão se modificando, e uma das mais importantes se deu nos anos 1970 com a nova postura feminina, principalmente no que tange ao seu papel na sociedade. Depois que as mulheres assumiram essa nova postura, dificilmente se repetirá o estágio anterior, mas tenho ouvido queixas de mulheres sobre o acúmulo de trabalho e preocupações, e muitas delas chegam a dizer que gostariam de ter nascido décadas atrás. Mas, apesar de todos os argumentos e lamúrias, é inevitável que elas mantenham o *status quo*, ao menos até que surja uma nova revolução que altere os padrões vigentes.

Nos anos 1980, o tema "felicidade" foi colocado em pauta e surgiu no mercado a droga fluoxetina (o Prozac), e a expectativa era a de atingir, por meio dessa droga, a cura para todos os tipos de depressão. A proposta era simples e consistia em aumentar os níveis de serotonina no cérebro. Ainda que as equipes de marketing das empresas farmacêuticas se esforçassem para colocar na mídia o conceito da descoberta da felicidade química por meio das "pílulas da felicidade", na prática isso não aconteceu, e logo a seguir veio a frustração com a constatação de casos de suicídio em usuários do remédio, mostrando que a solução é bem mais complexa. O mecanismo neuroquímico da felicidade, se é que ela existe, não é tão óbvio, já que não depende exclusivamente da ativação de um único neurotransmissor.

Todos nós temos momentos em que sentimos essa plenitude, mas dificilmente ela é permanente. Em questão de dias ou segundos, pode haver variações de fatores externos, como o clima (eu, particularmente, sinto-me mais feliz nos dias frios), ou de outros fatores: como dormimos na noite anterior, como está nosso relacionamento com as pessoas que nos cercam etc. Quanto à questão da felicidade, alcançá-la pode ser comparado a subir lentamente uma escada em direção ao mirante. A cada degrau, vislumbramos uma paisagem mais encantadora, porém depois de algum tempo nos acostumamos com aquela vista e precisamos subir mais um degrau. Para iniciarmos esse processo, precisamos estar equilibrados e aptos a entender o que significa efetivamente ser homem ou mulher, pois com certeza percorremos caminhos diferentes na busca da felicidade e também na forma com que cada um de nós encara o processo do envelhecimento.

Passei a intuir e a buscar confirmações de que grande parte das alterações emocionais que nos atinge estivesse relacionada com a dissociação entre nossa realidade bioquímica interna e nossa representação mental. O envelhecimento, precoce ou não, freqüentemente traz o impasse de ter as expectativas de um jovem, mas não a química correspondente. Os psiquiatras observam que muitas das pacientes – durante ou após a menopausa – apresentavam queixas como depressão, insônia e desânimo. Entre os homens na faixa dos 40 anos, as alterações emocionais apresentadas coincidiam com o decréscimo nos índices de certos hormônios e se manifestavam mediante o pessimismo, as preocupações exacerbadas e a falta de energia que eles sentiam. Casos assim eram "pistas" evidentes, que acabaram por sinalizar o caminho profissional que eu deveria seguir.

Freqüentando congressos de medicina ortomolecular em São Paulo, conheci a doutora Vânia Assaly, uma pessoa que exerceu (e exerce) influência muito grande na minha vida profissional. Há muitos anos ela buscava uma resposta eficiente para deter o processo do envelhecimento, garantindo a manutenção preventiva da saúde. Como endocrinologista, ela passou a perseguir a solução *hormonal*. Seus conhecimentos me ajudaram muito a compreender a questão do balanceamento dos hormônios como fator determinante da estabilidade psíquica e emocional.

Os mais importantes grupos médicos que trabalham na área do antienvelhecimento concluem que um dos principais motivos pelo qual envelhecemos é o fato de que o nível dos nossos hormônios decresce ao longo da vida. E não o contrário.

Para melhor compreender essa afirmação, basta imaginarmos nosso sistema hormonal como uma balança. Em um dos pratos se encontram os *hormônios construtores,* que funcionam em uma direção, e, no outro prato, aqueles que funcionam no sentido oposto, os *hormônios destruidores.*

Os hormônios construtores (ou anabólicos) apresentam taxas bastante elevadas na infância e na juventude. Eles propiciam crescimento corpóreo, favorecem o equilíbrio emocional e trazem coragem, otimismo e potência. No outro prato da balança, temos os hormônios destruidores (ou catabólicos), que são os hormônios de fuga, de estresse. Quando apresentam níveis superiores aos desejados, causam desequilíbrio físico e distúrbios emocionais e psíquicos.

À medida que envelhecemos, gradativamente perdemos o predomínio dos hormônios construtores. Quando essa deficiência ocorre, os chamados hormônios destruidores (ou catabólicos) passam a predominar. É por isso que, com a idade, nosso corpo involui: vamos diminuindo de estatura, e até os ossos enfraquecem e perdem sua densidade, ocasionando a osteoporose. Perdemos músculos e ganhamos tecido adiposo. Podem surgir problemas emocionais como depressão, medo, insegurança e até certa desistência em relação à vida. Vale dizer que isso ocorre em ambos os sexos. A diferença é que a mulher apresenta uma queda brusca dos hormônios construtores (sexuais), enquanto o homem passa por um processo gradual.

CAPÍTULO I

OS CICLOS DA VIDA

A espécie humana é uma das máquinas mais bem elaboradas da natureza, e necessita de um longo período de desenvolvimento. Só chegamos à verdadeira maturidade ao redor dos 25 anos, ou seja, aproximadamente 1/3 da nossa vida é utilizada para que possamos nos desenvolver bem. Tendo como parâmetro a dinâmica da balança hormonal, considero que nosso ciclo vital passa por diferentes fases e pode ser retratado em quatro etapas distintas. Assim, generalizando, teríamos o seguinte:

Primeira fase: **evolutiva, de maturação**
Segunda fase: **relativa estabilidade**
Terceira fase: **involutiva inicial**
Quarta fase: **involutiva**

Vale dizer que essa é uma forma simplificada para determinar os períodos da nossa vida e pode ser aplicada aos mamíferos em geral. Curiosamente, esse ciclo se dá de outra maneira em algumas espécies, por exemplo em certos tipos de peixes como o esturjão, cujas ovas (o caviar) são motivo de êxtase para os gourmets.

O esturjão nunca pára de crescer. Originário do mar Cáspio, ele passa a vida se desenvolvendo – e vive muito, já que não atinge a fase da involução. Sua morte costuma ocorrer em conseqüência de acidentes ou ataques feitos por predadores de outras espécies. O homem é seu pior inimigo, uma vez que algumas lendas afirmam que a ingestão desses animais nos torna imortais.

PRIMEIRA FASE: EVOLUTIVA, DE MATURAÇÃO

Desabrochamos para a vida iniciando um período de expansão no qual os hormônios construtores são predominantes e fundamentais para o crescimento e a maturação sexual. É o momento em que precisamos nos fortalecer para enfrentar o desafio da sobrevivência e da reprodução. Nesse período, começam a ser liberados importantes hormônios cuja função vai desde o desenvolvimento do nosso aparato sexual até a formação de um corpo com grande proporção de massa magra (ossos e músculos). (Ver figura 1)

Equilíbrio hormonal e qualidade de vida

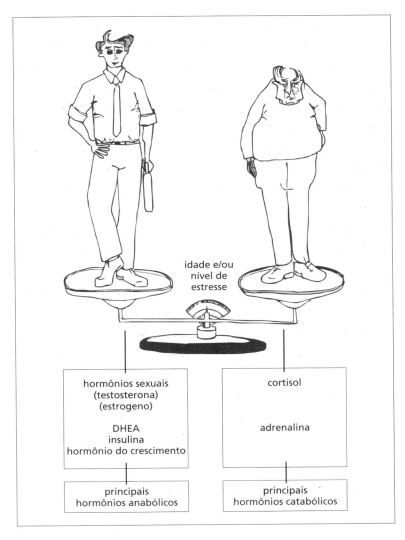

FIGURA 1 – EQUILÍBRIO HORMONAL DURANTE AS FASES DA VIDA

Um dos mais importantes hormônios construtores é o *hormônio do crescimento* (ou GH). Liberado em grande quantidade na infância, ele se une aos hormônios sexuais para garantir densidade óssea. Sabemos que o estrógeno é um potente solidificador de ossos, e sua ação – nesse sentido – é mais forte do que a da testosterona. É por isso que, em geral, as mulheres são mais baixas do que os homens. Ao entrarem na puberdade, elas apresentam grande quantidade de estrógeno circulante; seus ossos se calcificam rapidamente, impedindo a continuidade do crescimento ainda que a liberação de GH se mantenha alta.

O hormônio do crescimento é o primeiro a apresentar queda em suas taxas, o que costuma ocorrer por volta dos 25 anos – fase que coincide com o ápice do período de maturação física e sexual. Essa queda é progressiva e, quando os seus níveis vão se tornando mais baixos, podemos observar os primeiros sinais de envelhecimento, tais como rugas e ressecamento da pele, e o aparecimento da gordura visceral (acúmulo adiposo ao redor da cintura). Na esfera psicológica, a diminuição dos níveis de GH pode provocar sensação de cansaço e necessidade de mais horas de sono, uma vez que ele se torna menos restaurador. (É notória a capacidade dos jovens têm para superar o cansaço.)

SEGUNDA FASE: RELATIVA ESTABILIDADE

Apesar do início do decréscimo dos níveis do hormônio do crescimento, nessa fase os hormônios sexuais são dominantes. É claro que estamos falando aqui de maneira generalizada, sem levar em conta as características individuais.

Em maio de 2006, a população mundial era de 6,8 bilhões de pessoas, cada uma com uma impressão digital diferente da outra. Cada ser humano é único e peculiar. Por isso, gostaria de relatar uma experiência que vivenciei há quinze anos, relacionada com a estreita ligação existente entre hormônios e emoções. Eu, com 35 anos, e minha então mulher desejávamos muito ter nosso segundo filho. Depois de dois anos de tentativas infrutíferas, fizemos os exames de praxe. Devido à complexidade do organismo feminino (ou seria à postura machista da sociedade?) é comum imaginar que o problema da infertilidade seja preponderante na mulher. Assim, ela foi fazer os exames antes de mim e foi constatado que, com o organismo dela, tudo estava absolutamente dentro dos padrões de normalidade e ela ovulava regularmente. Submeti-me então a um espermograma e foi detectada, na contagem, uma baixa no número dos espermatozóides, o que seria a possível causa do problema. O médico me receitou três injeções à base de testosterona. Depois de tomá-las, a reação foi imediata: subitamente passei a reviver as sensações que eu tinha aos 18, 20 anos de idade, com a energia e o bem estar psicológicos típicos da juventude. No entanto, eu estava, naquele momento, vivendo um período de estresse, inclusive com problemas financeiros pendentes. Ainda assim, o vigor e o otimismo que surgiram após o tratamento me levaram a administrar os problemas materiais sem ansiedade e a priorizar as boas coisas da vida.

De acordo com as previsões do médico que nos atendia, a gravidez ocorreu logo a seguir, e tivemos nosso segundo filho. Foi uma experiência arrebatadora, que confirmava minhas suposições quanto à influência dos hormônios no equilíbrio emocional. Naquela época, ninguém cogitaria em manter a reposição de testosterona. Se eu tivesse mantido o tratamento, certamente não teria voltado a me sentir ansioso, fato que ocorreu após o término da reposição.

Vale dizer aqui que os homens têm uma reserva grande de testosterona (e de outros esteróides com ação semelhante à dela) e, ainda que seus índices se apresentem baixos, pode não haver comprometimento do desejo sexual ou de desempenho, o que mascara a deficiência. No entanto, isso não exclui que sintomas psíquicos possam se manifestar. Entre eles, constatamos que ansiedade, depressão e baixa auto-estima podem estar vinculadas à diminuição das taxas desse hormônio. A decisão de repor ou não a testosterona (ou outros esteróides sexuais) é um assunto complexo que não pode ser definido por um simples exame de taxa de testosterona, conforme procurarei explicarei no decorrer deste livro.

TERCEIRA FASE: INVOLUTIVA INICIAL

Gradativamente, os hormônios construtores (anabólicos) vão diminuindo e os hormônios destruidores (catabólicos) passam a dominar a cena.

Por volta dos 40 anos, aproximadamente, o nível dos hormônios sexuais diminui, o que ocasiona o aumento do índice dos destruidores. Um dos primeiros a agir nesse sentido é o cortisol. Hormônio com uma ação ampla e complexa, ele tem várias facetas e está intimamente ligado às emoções e também à memória. Medo do futuro, das doenças e pessimismo são aspectos psíquicos que podem estar relacionados às altas taxas de cortisol. Seus níveis oscilam de forma acentuada. No início da manhã, atingem seu pico; a menor taxa é verificada por volta das 23 horas.

Dosar hormônios é, por si só, um processo complicado. Sobretudo no caso do cortisol, cuja determinação específica só poderá ser feita se considerarmos tanto a questão do seu ritmo quanto a da quantidade total secretada durante um período de 24 horas. Em geral, a simples medida do cortisol plasmático (do sangue) não é suficiente para um diagnóstico, uma vez que o cortisol que agirá é o que estiver livre no sangue (ou seja, não ligado a proteínas plasmáticas), tipo só encontrado quando eliminado pela saliva ou pela urina. O teste de saliva informa o ritmo do cortisol, já que podemos dosá-lo às 8 horas, às 16 horas e às 23 horas, obtendo assim uma espécie de fotografia de suas taxas no instante desse procedimento. Já a avaliação do cortisol das 24 horas poderá fornecer orientação a respeito da quantidade total de hormônios que a glândula supra-renal produziu em 24 horas.

Para as mulheres, a fase involutiva inicial coincide com a perimenopausa, etapa na qual os níveis hormonais começam a diminuir, porém ainda sem interrupção do ciclo menstrual. As oscilações hormonais bruscas podem ser acompanhadas de sintomas psíquicos, como qualquer mulher sabe. Um dos sintomas desse período é o aparecimento ou agravamento da chamada tensão pré-menstrual, a TPM.

Após uma década e meia de decréscimo na produção dos hormônios, esta finalmente cessará. É a menopausa. Como a vida seria praticamente impossível sem hormônios sexuais, eles continuam a ser secretados pela glândula supra-renal. Isso explica a razão de algumas mulheres atravessarem a menopausa sem apresentar os sintomas clássicos dessa fase. Mulheres que têm uma boa função da supra-renal (talvez por não terem passado por grandes períodos de estresse ao longo da vida) parecem apresentar uma reserva maior de hormônios sexuais, especialmente testosterona, que é formadora de estrógeno.

Mas por que as mulheres entram na menopausa? Uma das teorias que procuram explicar essa perda brusca da capacidade feminina de reprodução postula que, em um meio selvagem, após os 50 anos ela teria grande possibilidade de morrer durante o parto. Portanto, a menopausa seria uma forma de a natureza protegê-la. Mas seu papel maternal continua no exercício das funções de avó, ajudando na criação das crianças e garantindo a continuidade da espécie.

É fácil compreender porque a natureza protege especialmente as mulheres. Afinal, são elas que carregam o ônus da continuidade da espécie humana. Sob esse aspecto, o homem é "descartável", uma vez que apenas um é suficiente para fecundar muitas mulheres. Sabemos que elas vivem, em média, quatro anos a mais que os homens, em boa parte protegidas pelo estrógeno – que tem uma potente atividade cardioprotetora. Quantas mulheres você conhece que foram vítimas de enfarte fulminante enquanto ainda apresentavam ciclos menstruais? Por outro lado, os homens acabam sendo vítimas da própria testosterona – que os torna perigosamente agressivos.

De certa forma, a testosterona é o grande "calcanhar de Aquiles" masculino, uma vez que, quando seus níveis entram em queda, há perda da qualidade de vida, com possível aparecimento de sintomas depressivos e/ou ansiedade.

Há muitos tipos de hormônios, o que dificulta a avaliação do nível de hormônios sexuais em determinada pessoa. O problema também é agravado pelo fato de haver muitas substâncias derivadas de hormônios ou que se transformam em hormônios sexuais, os chamados esteróides sexuais. Em geral eles são produzidos pela glândula supra-renal e têm ação bastante semelhante à da testosterona, apesar de menos potente.um dos esteróides bastante conhecidos é a dehidroepiandrosterona, ou DHEA, produzida diariamente em grandes quantidades e que tem ação antagônica ao do cortisol. Assim, o DHEA pode substituir a testosterona (principalmente no caso das mulheres) e agir como estimulante da libido.

A polêmica gerada pela prática da reposição hormonal

Há alguns anos, o assunto tomou conta do noticiário internacional, pois foi divulgado, nos Estados Unidos, um trabalho científico que, com base em uma revisão de dados, alertava que mulheres submetidas a tratamentos de reposição hormonal no período da menopausa apresentavam maior incidência de câncer de mama. Isso gerou enorme controvérsia, e as reposições foram suspensas em função do pânico gerado entre médicos e pacientes. Estava dada a partida para a enorme confusão que se faz a respeito desse tema. A partir da divulgação daquele trabalho, hormônio e câncer começaram a ser associados. Ainda hoje recebo muitas pacientes que entram em pânico quando se fala sobre reposição.

No entanto, é preciso ressaltar que a pesquisa foi realizada com mulheres que se submeteram à reposição hormonal vigente na época, ou seja, realizada por meio de comprimidos de estrógenos conjugados. A descoberta de grande quantidade de estrógenos eliminados na urina de éguas prenhas foi o marco inicial da reposição hormonal feminina. A princípio o processo parecia simples, porém em seguida apareceram os problemas. O útero das mulheres que se submeteram a esse tipo de reposição apresentou aumento de volume significativo. Isso se dava pela falta da progesterona, que é o controlador natural dos efeitos estimulante do estrógeno sobre o útero e as mamas. Em seguida, surgiram drogas que solucionaram o problema, simulando o efeito da progesterona no útero. A constatação de que essas drogas aumentavam ainda mais a incidência de câncer de mama foi o sinal de que a solução definitiva estava longe de ser encontrada.

Em vez de procurar outras soluções, algumas correntes médicas passaram simplesmente a exorcizar qualquer forma de reposição hormonal, sem levar em consideração a necessidade individual de cada mulher, bem como os fatores individuais de risco.

Temos alguns conhecimentos sobre o aparecimento dos tumores, mas ainda estamos longe de uma conclusão sobre esse tema. Basicamente sabemos que o primeiro motivo para o crescimento de qualquer tecido passa pelo estímulo hormonal. Basta ver que uma criança cresce quando começa a liberar o hormônio de crescimento (GH). Mas, no caso do câncer, a situação é mais complexa e envolve fatores genéticos e mecanismos de defesa, mediante a destruição de células alteradas pelo próprio organismo.

Entre os fatores de crescimento podemos citar principalmente o IGF-1, produzido pelo fígado por meio do estímulo do GH; o estrógeno e a testosterona, que propiciam o crescimento de tecidos específicos localizados em mamas, útero e próstata; e a própria insulina, liberada mediante a ingestão de carboidratos (e que está sob suspeita de ser um dos fatores predisponentes para o aparecimento de tumores).

Mas temos também hormônios que atuam como protetores e nos defendem do câncer, caso daqueles que promovem a apoptose (destruição de células defeituosas), como a progesterona (que protege o útero dos efeitos estimulantes do estrógeno), a melatonina (cuja falta está associada, de alguma maneira, a certos tumores) e o GH (que produz ao mesmo tempo um estimulante, o IGF-1, e um possível protetor, o IGFBP3). No caso da insulina, não existe hormônio ou substância produzida pelo organismo que seja capaz de nos proteger do excesso dela. Isso só acontece quando promovemos mudanças na alimentação e nos hábitos de vida.

Com o progresso científico, chegamos a um estágio de evolução em que, de nós médicos, são exigidas soluções para garantir boa qualidade de vida e felicidade, assuntos que só recentemente entraram na pauta das discussões acadêmicas.

Conto aqui minha experiência pessoal nessa busca, e a procura pela "fonte da juventude" que, a meu ver, passa pela reposição hormonal equilibrada. Afinal, um dos fatores que contribuem para a perda da qualidade de vida é o envelhecimento, período em que ocorre uma queda acentuada da taxa dos hormônios anabólicos (tais como hormônios sexuais e GH) e o predomínio dos hormônios catabólicos (como cortisol e adrenalina). Se esse declínio ocorre de forma prematura, como nos casos de pessoas que vivem em estresse, a qualidade de vida é ameaçada, uma vez que elas ainda teriam, teoricamente, muitos anos úteis para viver em plenitude.

A evolução da reposição hormonal

Os primeiros tratamentos realizados para repor hormônios consistiam na ingestão de comprimidos de estrógeno, conjugados em uma composição no qual predominava um tipo de estrógeno conhecido como estrona. Vale lembrar que são três os estrógenos mais conhecidos: estradiol (que predomina em mulheres fora do período gestacional), o estriol (estrógeno produzido basicamente no período gestacional) e a estrona (estrógeno que é, em boa parte, resultante da metabolização do estradiol pelo fígado).

Existe uma suspeita de que um tipo específico de estrona (16 hidroxiestrona) tenha ação cancerígena. Com o advento das progestinas, a situação ficou ainda mais confusa, porque essas drogas – que acabam sendo chamadas de progesterona por terem ação semelhante à desse hormônio – podem piorar os riscos, gerando mais pânico em um terreno em que sobra desinformação e predomina o jogo de interesses. A meu ver, a única possibilidade de reposição é aquela por meio de hormônios bioidênticos.

Hormônios bioidênticos

Os hormônios bioidênticos surgiram vinte anos atrás, mediante a extração e a manipulação de fito-hormônios contidos em vegetais. O princípio é bastante simples e baseia-se no fato de que os únicos hormônios bem aceitos por nosso corpo são aqueles iguais ao que fabricamos. Dessa forma, pode-se obter uma resposta integral do organismo, uma vez que os hormônios agem em vários órgãos. O cérebro, por exemplo, tem receptores para os hormônios sexuais, o cortisol e o hormônio tireoidiano.

Os hormônios bioidênticos administrados por via transdérmica nunca estiveram relacionados ao aparecimento do câncer nem de tromboses, e a alegação de que foram pouco estudados esbarra em uma questão bastante simples: eles são de domínio público e, portanto, não podem ser patenteados. Assim, contaram com níveis menores de investimentos, diferentemente do que acontece com as drogas desenvolvidas pela indústria farmacêutica.

Determinar a necessidade de repor hormônios envolve uma questão complexa, que por vezes não depende unicamente de resultados de testes laboratoriais. Isso porque os laboratórios apresentam valores de referência meramente estatísticos (em especial no caso dos hormônios), baseados em uma média que estabelece que 95% da população supostamente normal deve se situar naquela faixa numérica. É importante saber que as pesquisas responsáveis por estabelecer níveis hormonais vinculados aos aspectos emocionais são incipientes, inclusive por não estarem relacionadas com essas faixas de referência. A depressão causada pela queda de um determinado hormônio pode ocorrer ainda que sua taxa permaneça dentro do padrão de normalidade apresentado nas taxas laboratoriais. Outra questão que confunde ainda mais esse assunto é o fato de que certos hormônios necessitam ser analisados por sua relação com outros. Assim, demonstrou-se que a relação entre DHEA e cortisol se dá de forma mais eficiente com o aparecimento de certos estados emocionais do que se forem vistos por si só. Por exemplo, quando a relação DHEA–cortisol é baixa, os sintomas depressivos podem ser mais pronunciados.

Particularmente observo que pacientes situados em faixas inferiores aos valores de referência considerados normais apresentam, em geral, sintomas de deficiência hormonal, mas menos específicos e mais difíceis de se encaixar em alguma categoria diagnóstica. Esses pacientes acabam percorrendo vários médicos de diversas especialidades, submetem-se a vários tratamentos e nunca melhoram totalmente.

Para concluir, creio que as demandas do meio ambiente exerçam influência nos níveis mínimos para determinado hormônio. No inverno, precisamos ter maior produção de hormônio tireoideano, que é o responsável pelo estimulo da geração de calor para o corpo. Portanto, quem tiver deficiência marginal na glândula tireóide pode apresentar sintomas de hipotireoidismo no inverno. Vamos imaginar agora alguém que passe por uma situação de estresse muito intenso. Se sua glândula supra-renal não for suficientemente capaz de produzir níveis ideais de cortisol, os sintomas podem surgir. Essas glândulas – supra-renal e tireóide – são uma espécie de primeira linha de defesa para os desafios do meio ambiente e reagem tanto em relação à temperatura quanto aos desafios para a sobrevivência.

Novamente abro espaço para compartilhar com você uma experiência pessoal: por volta dos 45 anos, comecei a perceber algumas alterações no meu jeito de ser. Meu grau de preocupação aumentava, e eu estava sempre me perguntando se teria condições de resolver meus problemas. Gradativamente, o pessimismo foi se instalando. Seria o medo de envelhecer ou já um sintoma de envelhecimento? Naquela época eu não sabia responder.

Se, do ponto de vista pessoal, eu me fazia uma série de questionamentos a respeito de como seria meu futuro, isso se estendia também ao campo profissional. Eu sentia urgência em dar aos pacientes e a mim mesmo uma resposta mais objetiva para tantas indagações. Passei a observar que o avançar da idade me trazia mais ansiedade, depressão e outras alterações psíquicas e emocionais, ao mesmo tempo que minha barba ia se tornando grisalha, as rugas se aprofundavam e uma persistente massa gorda tomava conta do meu abdômen independentemente de qualquer tipo de restrição alimentar ou exercícios que porventura eu viesse a fazer. Sabia que a medicina dita alopática não me ofereceria qualquer alternativa para esses sintomas e, portanto, resolvi buscar outras soluções.

Decidi conhecer a medicina ortomolecular, que se baseia na teoria segundo a qual uma boa saúde pode ser garantida pela restauração dos níveis ideais de substâncias, como vitaminas e minerais, presentes no organismo. (Ver quadro 1)

QUADRO 1 – MEDICINA ORTOMOLECULAR

O termo "ortomolecular" tem sua origem em duas palavras gregas: orto (equilíbrio) e molecular (das moléculas). A medicina ortomolecular tem como objetivo básico compreender as inter-relações bioquímicas que ocorrem em nosso organismo. Com base nesse conhecimento, atua para manter o equilíbrio das moléculas e, de maneira mais global, o das células, órgãos e sistemas que compõem o organismo.

A medicina ortomolecular está engajada no combate aos radicais livres. O oxigênio, um dos componentes do ar que respiramos, é a principal fonte para sua formação. Quando sua produção aumenta a ponto de superar a capacidade antioxidante natural, podem ocorrer situações degenerativas crônicas.

Na década de 1950, o químico Linus Pauling constatou que a maioria dos animais sintetiza a vitamina C no organismo. Algumas espécies, no entanto, perderam essa capacidade ao longo de milênios. Entre elas, a humana e a suína. No início da evolução, havia na terra abundância de frutas cítricas (ricas em vitamina C), que eram amplamente consumidas. Dessa forma, o corpo humano, por ter a necessidade dessa substância suprida, não era solicitado a fabricá-la e acabou perdendo essa função ao longo da evolução, reforçando a tese de que toda função que não é usada tende a se atrofiar.

(continua)

(continuação)

> Pauling concluiu que seria necessário preencher, então, a necessidade de vitamina C do nosso organismo e estabeleceu que 18 gramas diários seriam a dose ideal. Ele próprio adotou essa prática e divulgou os benefícios do tratamento, estabelecendo assim os alicerces da medicina ortomolecular. Pauling recebeu por duas vezes o prêmio Nobel e viveu 93 anos, mantendo-se ativo e saudável até seus últimos dias. Tornou-se uma espécie de exemplo de como a suplementação de megadoses de vitamina poderia ser usada como um instrumento para a longevidade saudável.

Comecei a testar em mim mesmo os propagados efeitos benéficos da ingestão das vitaminas C e E, de minerais como selênio, zinco (e outros) e das vitaminas do complexo B. Na época, já estavam constatados os sintomas que a deficiência dessas substâncias poderia causar e suas possíveis conseqüências. Uma polêmica que ainda persiste na medicina é se existem ou não deficiências vitamínicas marginais, ou seja, será que pequenas deficiências de vitaminas ou minerais essenciais poderiam ser a causa de uma dificuldade do corpo em manter um bom nível de energia e funcionamento? Vários trabalhos científicos são produzidos diariamente com resultados contraditórios, pelo simples fato de que a variedade de combinações de suplementos e dosagens é muito grande, bem como os parâmetros biológicos medidos. O que se conhece com exatidão é a quantidade mínima diária que devemos ingerir para que não tenhamos algum problema grave de saúde. Desse fato surge uma grande cisão entre os médicos que acreditam que a cura só virá por meio de drogas produzidas pela indústria farmacêutica e entre aqueles que acreditam que prover o organismo com um maior estoque de suplementos nutricionais poderá fazer o corpo funcionar melhor. O argumento dessa segunda corrente se baseia na constatação de que o funcionamento das reações químicas importantes para o organismo depende de genes mais ou menos eficientes de acordo com cada pessoa. Portanto, é necessária a complementação de certos nutrientes em pessoas com dificuldades específicas, como os portadores de altos níveis de homocisteína, que necessitam de suplemento extra de ácido fólico e vitaminas B6 e B12, uma vez que o organismo dessas pessoas tem uma dificuldade natural com essa corrente metabólica, deficiência que pode ser compensada pelo uso de tais suplementos (a homocisteína é um metabolito que aumenta o risco de doenças cardiovasculares e do mal de Alzheimer).

O argumento dos médicos pertencentes ao segundo grupo me convenceu e passei a tomar doses altas dessas substâncias (não aconselho a ninguém fazer isso sem supervisão médica, já que algumas vitaminas podem ser tóxicas quando consumidas em dosagens altas). Percebi imediatamente uma melhora em minha qualidade de vida: deixei de sentir dores nos braços quando fazia musculação ou ginástica e até uma bursite persistente desapareceu. Nunca mais tive problemas com as dores resultantes do excesso de uso de algum músculo ou articulação. Mesmo sem ter consciência, eu estava dando o primeiro passo no caminho de uma grande virada, de uma reciclagem pessoal e profissional.

Nessa época, tive acesso a um material que muito me impressionou. Era sobre substâncias que teriam supostas propriedades antienvelhecimento já demonstradas em animais (é muito difícil fazer esse tipo de experimento em humanos, por razões metodológicas). Passei então a tomar alguns desses suplementos, prática que mantenho até hoje. Percebi mudanças em meu corpo: minha energia aumentou e passei a me sentir um pouco mais rejuvenescido (não muito, mas dava para notar alguma diferença). Agora, anos mais tarde, posso dizer que, apesar de alguns afirmarem que o uso de vitaminas antioxidantes e suplementos nutricionais seja o segredo do antienvelhecimento, as coisas não são bem assim. Concordo que seja uma profilaxia, que previne várias doenças porque ajuda a manter o bom nível de antioxidantes e substâncias nutrientes essenciais ao corpo. Mas isso ainda não é o suficiente.

QUARTA FASE: INVOLUTIVA

Na verdade, por que envelhecemos? Envelhecemos com o objetivo de dar espaço às futuras gerações. Quando perdemos a capacidade reprodutiva, ficamos, teoricamente, sem função.

Para reforçar essa teoria, vários trabalhos mostram que animais ou indivíduos que se reproduzem tardiamente vivem mais. Existem várias outras teorias que buscam explicar por que envelhecemos (ver quadro 2). Uma delas, bastante aceita, é a teoria de Hayflick, pesquisador responsável pela descoberta de que certas células têm capacidade de se reproduzir no máximo cinqüenta vezes. Depois de completado esse ciclo, elas morreriam. Essa teoria vem sendo contestada por seus experimentos terem sido realizados apenas *in vitro*, não havendo confirmação desse fenômeno *in vivo*. Além do mais, é sabido que certas células têm ciclos quase infinitos – diferentemente do que havia sido estabelecido por Hayflick –, como é o caso das células-tronco localizadas na medula óssea.

QUADRO 2 – TEORIAS SOBRE O ENVELHECIMENTO

Recentemente, surgiu a teoria das membranas – que afirma que, à medida que envelhecemos, a membrana celular vai gradativamente perdendo a eficiência de manter a água dentro das células, trazendo como conseqüência a desidratação progressiva. Quando somos jovens, temos grande concentração de água no corpo. Corpos jovens têm de 70% a 75% de água. Em uma idade avançada, esse índice pode chegar a apenas 40%. Ou seja, desidratamos conforme envelhecemos. Um dos sinais clássicos do envelhecimento é a desidratação. Ao olhar a pele de uma pessoa envelhecida, vemos que ela está desidratada, diferentemente da pele dos jovens, que é viçosa e hidratada.

(continua)

(continuação)

> Outra teoria ainda mais recente é a de que envelhecemos porque nossas taxas hormonais decrescem, e não o contrário. A natureza dá exemplos de como os animais que nunca param de secretar o hormônio de crescimento podem viver por mais de 100 anos. Isso não deixa de ser curioso, porque, em geral, quando paramos de crescer começamos a involuir. Quando o ser humano pára de se desenvolver (ao redor dos 25 anos), começa a apresentar queda dos níveis hormonais e, conseqüentemente, tem início o processo do envelhecimento – que se pronuncia com o passar do tempo.

AOS POUCOS, MINHA VIDA FOI MUDANDO

Tive a experiência de conhecer, em congressos internacionais, pessoas na faixa de 60 a 70 anos que aparentavam ser muito mais jovens e tinham a energia e a disposição de pessoas bem mais moças. Aprendi também, em um dos primeiros congressos dos quais participei, que tudo deve começar com a própria experiência. Para sentir as transformações em nosso organismo, temos de ser nosso paciente nº 1.

Auxiliado pela doutora Vânia, iniciei o tratamento. Passamos também a trabalhar juntos em diversos casos, e ela me ensinou muito sobre a endocrinologia, uma ciência à qual os psiquiatras, em geral, têm pouco acesso. Nos últimos anos, porém, pela recorrência de casos de depressão em mulheres na menopausa, passou a ser feita a associação entre decréscimo dos hormônios e algumas doenças emocionais.

Tive também informações a respeito de outras tendências no Brasil e no exterior. Foi quando conheci os trabalhos do doutor Thierry Hertoghe, endocrinologista belga cujos pai e avô também haviam sido endocrinologistas. A visão revolucionária do doutor Thierry envolvia o balanceamento hormonal pela suplementação de hormônios bioidênticos da forma mais fisiológica possível. Ele aconselha a valorização dos sintomas físicos e emocionais decorrentes das deficiências hormonais, postura que passei a adotar e descreverei melhor na apresentação de alguns casos clínicos.

Comecei suplementando alguns hormônios e posso dizer que, hoje, uso os principais deles. Sem dúvida alguma, posso afirmar que agora, aos 50 anos, estou vivendo a melhor fase da minha vida: tenho a energia de alguém de 30 anos e a maturidade e o conhecimento de um homem de 50. A meu ver, essa é a forma ideal de vida.

Profissionalmente, observei que boa parte das pessoas que apresentam depressão e se queixam de insatisfação, intranqüilidade e pessimismo, que se mostram precocemente envelhecidas e desistem de seus sonhos têm uma resposta surpreendente quando submetidas à suplementação hormonal. Alguns pacientes depressivos com idade mais avançada atribuem sua renúncia e falta de entusiasmo em relação à vida à idade biológica, mas se ressentem por não terem a disposição de antes.

Mesmo medicados com antidepressivos, eles raramente conseguem recuperar o vigor e o bem-estar.

Quando analisamos trabalhos recentes sobre os antidepressivos, constatamos que sua eficácia, em geral, não ultrapassa a marca dos 62%, número pífio quando se trata do bem-estar dos pacientes. O índice de cura dos tratamentos psiquiátricos, infelizmente, ainda é muito baixo.

Nos consultórios psiquiátricos surgem diariamente casos de mulheres que se tornaram depressivas ou bipolares após a retirada do útero ou dos ovários, ou após a menopausa. É igualmente grande a quantidade de pessoas com distúrbios tireoidianos que apresentam quadros depressivos, independentemente de estarem submetidas a tratamento. Por se basearem em parâmetros unicamente numéricos laboratoriais, esses tratamentos não atendem totalmente às suas necessidades, fato que constato diariamente em minha clínica. Qualquer colega psiquiatra que passar a dosar os hormônios vai perceber fatores indicativos dessa situação – tais como valores hormonais localizados no quarto inferior da chamada curva de normalidade, enquanto outros hormônios se localizam em faixas superiores, até acima do que consideramos "normal".

CAPÍTULO 2

A TESTOSTERONA COMO ANTIDEPRESSIVO (O CASO DO PROFESSOR ALBERTO)

Ele estava com 48 anos quando veio ao meu consultório e relatou um quadro depressivo recorrente e intenso. Os períodos de depressão vinham acompanhados de inapetência e insônia e, nos últimos anos, mostravam-se mais freqüentes.

Homem dedicado à sua escola, o professor Alberto exercia enorme influência na comunidade. Quando ele era mais jovem, havia grande expectativa por parte de todos em relação à sua capacidade de liderança.

Depois dos 40 anos, no entanto, ele passou a ser um homem dominado pelos próprios problemas. Na primeira consulta, veio acompanhado da esposa e relatou que já havia experimentado alguns tratamentos psiquiátricos, os quais trouxeram bons resultados. Relutava, porém, em se submeter a eles e a tomar antidepressivos, pois não tolerava a sensação de estar "drogado". Pode parecer estranho, mas nem sempre as pessoas que "melhoram" estão felizes com o tratamento.

Os sintomas apresentados, em especial o emagrecimento, estavam claramente vinculados à depressão e ao desânimo. Seu semblante não denotava tristeza, mas preocupação – atualmente, os problemas e as pressões cotidianas que todos sofremos fazem que pareça "normal" o fato de vivermos permanentemente preocupados e atormentados.

A progressiva perda de peso do professor inquietava a família. Os sintomas eram psiquiatricamente classificáveis como depressivos e, em meu entender, indicavam um aumento de cortisol, já que o índice desse hormônio, quando elevado, geralmente desencadeia a inapetência. Isso ocorre porque os portadores dessa alteração hormonal permanecem constantemente em "modo de fuga", com a sensação de viver sob constante ameaça.

Para aliviar rapidamente os sintomas do paciente, receitei um antidepressivo e solicitei também diversos exames. Uma semana depois, ele me comunicou que havia melhorado com a medicação, dormia e se alimentava melhor – contudo, ainda permanecia triste e preocupado. Hoje em dia, os antidepressivos de última geração combatem de forma eficaz os sintomas de inapetência e as alterações do sono.

Quando os exames ficaram prontos, ele retornou ao consultório. Durante a avaliação, confirmei minha suspeita da taxa elevada de cortisol noturno, porém o que mais me chamou a atenção foi o nível de testosterona, que apresentava indícios de ser insuficiente. A testosterona total (nosso estoque do hormônio) estava dentro da faixa normal, mas situada no quadrante inferior das referências. Já a taxa de testosterona livre (aquela efetivamente atuante) situava-se muito pouco abaixo do limite de normalidade. Suspeitei que essa pudesse ser a causa da elevação do cortisol, uma vez que parece haver relação entre altos níveis de cortisol e baixos níveis de hormônios sexuais.

Uma vez que o professor resistiria a tomar mais antidepressivos, pensei em sugerir a reposição de testosterona e solicitei uma avaliação da próstata. A queixa de alguns pacientes, de que antidepressivos produzem distanciamento da realidade, isolando-os em um mundo à parte, era uma sensação que o professor não admitia para si.

Pode haver também risco de impotência ou outros problemas de ordem sexual, já que manter o excesso de serotonina (neurotransmissor que inibe o desejo sexual) pode ocasionar tais distúrbios. Vale lembrar que os esteróides sexuais (a testosterona nos homens e, principalmente, o estrógeno nas mulheres) ajudam a serotonina a atuar no cérebro.

O professor começou o tratamento com a testosterona bioidêntica, aplicada por meio de um creme cutâneo, e teve uma melhora rápida e significativa. O antidepressivo foi abolido e, em uma de nossas últimas consultas, ele me contou sobre seus novos projetos e até sobre um acampamento que estava organizando com os alunos – evento há muito planejado, porém sempre adiado porque, até então, ele não se sentia disposto.

Algum tempo depois ele parou com a aplicação de testosterona porque se sentia bem novamente. Essa é uma conduta comum, porque as pessoas sempre imaginam que – uma vez recuperadas as funções – podem cessar a suplementação. Isso costuma ser um engano, sobretudo a partir dos 45, 50 anos. No caso específico desse paciente, de 48 anos, a recuperação dos níveis de testosterona da juventude mediante a própria produção era improvável. Portanto, a única saída seria manter a reposição desse hormônio.

Abro um parêntese aqui para dizer que, durante um congresso de psiquiatria, um colega que pesquisou a depressão causada pela supressão da ingestão de triptofano (aminoácido que forma a serotonina) e a conseqüente queda em seus níveis plasmáticos contava que, em casos assim, os pacientes reincidem na depressão e justificam o problema por meio de alguma dificuldade pessoal (passada ou presente). Isso nos leva a pensar que muitos casos diagnosticados como conflitos psicológicos sejam, de fato, justificativas que os próprios pacientes dão a seus sentimentos.

As pessoas tendem a buscar as causas da depressão na esfera psíquica, procurando sempre motivos psicológicos como desencadeantes do problema. Esse é um tema interessante, uma vez que os conflitos podem alterar o perfil hormonal. E vice-versa. Por vezes, a relação é bastante evidente, como nos casos de mulheres que ficam depressivas ou ansiosas após iniciarem tratamento com anticoncepcionais (que bloqueiam o ciclo ovulatório normal e a liberação de hormônios sexuais). Em outros casos, há dificuldade em estabelecer essa relação, como ocorre nas alterações hormonais provocadas por determinados padrões alimentares. Esse culto ao conflito inconsciente – ao qual fomos acostumados – pode ter menos importância do que imaginamos, se passarmos a investigar o paciente de forma completa.

Portanto, tão logo o professor Alberto parou de aplicar o creme de testosterona, os sintomas reapareceram. Ele se mostrou relutante em voltar a usá-lo por medo de colocar a saúde em risco. Expliquei-lhe então a necessidade de manter exames periódicos de próstata e de observar a evolução do processo e suas eventuais conseqüências, porque a testosterona pode se transformar em dois outros hormônios: o estrógeno e a deidrotestosterona (DHT). Quando os níveis de estrógeno começam a subir, pode ocorrer a ginecomastia (crescimento das mamas) e o aumento da próstata (que é o "útero" do homem e atua no controle da ejaculação e da micção). A próstata responde ao estímulo de estrógeno da mesma forma que o útero, que cresce e prepara as mulheres para a reprodução. Por essas razões, é necessário um acompanhamento constante dos pacientes que fazem reposição da testosterona. No caso da DHT, vale citar que ela é um tipo de testosterona bastante potente que age nos caracteres sexuais masculinos, como os pêlos. Também é um potente estimulador da próstata, sendo responsável pelo aparecimento da calvície masculina. Segundo o doutor Hertog, quando os índices de DHT superam os de testosterona, a calvície é praticamente inevitável.

Diante de meus argumentos, o paciente concordou em retomar o tratamento, que consiste apenas na aplicação de um creme de testosterona usado na pele uma ou duas vezes ao dia, uma rotina simples que lhe proporcionou a desejada estabilidade.

TESTOSTERONA, UM HORMÔNIO FUNDAMENTAL DA SAÚDE MASCULINA

A presença da testosterona, em níveis adequados, é essencial. Sua falta ou seu excesso comprometem o equilíbrio emocional e orgânico. Isso me remete a um caso (oposto ao do professor) envolvendo um jovem de 25 anos que se autoadministrava altas doses de testosterona obtidas no mercado negro e foi internado em hospital psiquiátrico por agredir a própria mãe. Sabemos que a agressividade, a falta de controle dos impulsos e a exacerbação da sexualidade (falta de controle sobre fantasias sexuais) refletem excesso de testosterona. O excesso desse hormônio em adolescentes pode aparecer sob a forma de acne e alterações cutâneas. Já sua falta pode ocasionar o aparecimento de palidez cutânea, pequenas rugas e diminuição da espessura do lábio superior.

No caso dos homens, a testosterona sofre uma oscilação significativa de acordo com o estilo de vida adotado. Já no caso das mulheres, essa oscilação pode estar relacionada à qualidade da alimentação. Uma experiência esclarecedora foi realizada nos Estados Unidos, envolvendo homens casados e solteiros. Verificou-se que o nível de testosterona entre os casados era inferior ao dos solteiros, mas, quando esses mesmos homens casados se divorciavam, sua taxa voltava a subir. Já entre as mulheres, a relação da testosterona com a insulina (hormônio influenciado diretamente pela alimentação) é facilmente identificável no caso da síndrome do ovário policístico, que freqüentemente tem acometido mulheres no período reprodutivo.

Acredito que quase não existam homens permanentemente depressivos que tenham bons níveis de testosterona. É claro que, em momentos de estresse agudo, quando há predominância dos hormônios de estresse, a testosterona tende a cair. Os homens, assim como as mulheres, também sentem essa queda hormonal.

Gostaria de citar mais um caso clínico: Fábio era um engenheiro que vinha tentando reerguer os negócios da família. Ele havia herdado a empresa de seu pai, uma construtora, àquela altura mergulhada em problemas financeiros. Fábio sempre se revelara um jovem cheio de disposição e energia, mas estava dominado pelo desespero e pela depressão. Quando me procurou, pensei que se tratasse de mais um caso de distúrbio reativo causado pelo excesso de fatores externos de estresse. Por esse raciocínio, imaginei que ele apresentava grande liberação de hormônios de estresse (cortisol) e, possivelmente, baixos níveis de testosterona, motivos suficientes para determinar a situação apresentada. Como havia indícios de que ele pertencia à parcela de risco que pode tentar o suicídio, procedi imediatamente o tratamento com antidepressivos, antes mesmo de ver os resultados de seus exames. Para minha surpresa, os números não indicavam qualquer tipo de situação de estresse intenso e, se não o conhecesse e me ativesse apenas aos resultados, nem suspeitaria que eles fossem de um portador de depressão profunda. Prossegui ainda com o tratamento, mas obtivemos baixa resposta à medicação.

Aquilo não fazia sentido. Se ele estivesse vivenciando efetivamente uma situação de estresse intensa como a que descrevia, seus hormônios responderiam com mecanismos de preparação para fuga, ocasionando os sintomas. Sua irmã, que em todas as ocasiões o acompanhava nas consultas, confirmava o drama que a família vivia naquele momento em decorrência da situação financeira. Na ocasião, Fabio era a única esperança de todos, inclusive por ter a mesma profissão de seu falecido pai.

Após seis meses de tratamento e da pouca evolução favorável do quadro, solicitei outra série de exames tentando, quem sabe dessa vez, compreender a dinâmica hormonal de

Equilíbrio hormonal e qualidade de vida

toda aquela situação. Pedi também marcadores tumorais (substâncias produzidas pelo corpo que podem fornecer pistas da existência de alguma atividade tumoral no organismo) e, para minha surpresa, os resultados se mostravam bastante alterados, indicando a possível existência de alguma forma de câncer, possivelmente no pâncreas.

O quadro se confirmou com exames mais específicos de imagem. Após a cirurgia para retirada do tumor, Fábio voltou a se sentir bem, cessamos a administração dos antidepressivos e ele pôde retomar sua vida normalmente. Isso não representa uma grande novidade clínica, uma vez que desde meus tempos de residência médica já era conhecida a possibilidade de sintomas depressivos decorrentes desse tipo de tumor. A surpresa, para mim, foi o fato de que a depressão se "encaixasse" perfeitamente na situação desse paciente sem alterar qualquer tipo de hormônio, tanto os de estresse quanto os sexuais, como seria de esperar!

Isso reforça a sensação de que devemos continuar perseguindo outra sistematização no campo da saúde mental – algo que não depende de outras pesquisas, uma vez que as já existentes servem como sinal da necessidade e da importância da compreensão das relações proporcionais entre os hormônios, o fator determinante nessa nova sistemática.

Precisamos ter uma nova categoria diagnóstica em psiquiatria que leve em conta as alterações hormonais e os conseqüentes reflexos no sistema de neurotransmissores. No exercício da profissão, recebo inúmeros pacientes que se sentiram confusos e até revoltados por terem sido diagnosticados como bipolares apenas em função de uma simples interpretação dos sintomas descrito por eles próprios!

CAPÍTULO 3

QUANDO NOSSA RESPOSTA AO ESTRESSE É FALHA (A HISTÓRIA DE HELENA)

Decidi relatar esse caso para vermos o importante papel que os hormônios de estresse e os hormônios sexuais têm em nosso equilíbrio emocional e bem-estar. É a história de Helena, uma paraense de 28 anos que me procurou em meu consultório. Ela trazia um histórico de oscilação de humor intenso e grave. Havia sido diagnosticada anteriormente como portadora de um quadro bipolar, mas o tratamento adotado não trouxera o sucesso desejado. As medicações se sucederam e os resultados foram pífios. Além do mais, ela havia sido internada por três vezes devido a diversas tentativas de suicídio.

Trabalhos científicos mostram que, em casos assim, geralmente existe uma gama de alterações tanto de neurotransmissores quanto de hormônios, razão pela qual até hoje não conseguimos entender exatamente a etiologia do transtorno bipolar.

Um dos hormônios mais relevantes nesses casos é o cortisol, que parece sofrer fortes oscilações prenunciando uma nova fase depressiva. O cortisol, vale lembrar, é o mesmo hormônio que liberamos em situações de estresse físico ou emocional.

Sinto-me sempre tentado a dosar o cortisol dos pacientes, tarefa que não é fácil devido ao fato de seu ritmo sofrer alterações significativas durante o dia e variar muito de acordo com o estilo de vida, o nível de estresse e a fase que o paciente atravessa. Fatores internos também podem exercer influência em suas taxas. Os hormônios, por exemplo, exercem alteração nos índices do cortisol, podendo modificá-los. Experiências realizadas com animais demonstram que o cortisol está relacionado ao medo – é interessante levar em conta os sintomas clínicos que ocorrem quando sua taxa está mais (ou menos) elevada.

Observo que todos que passaram por situações de estresse e tiveram o cortisol elevado acima do nível normal sentiram medo e pessimismo. Às vezes, não se trata de um aumento global do cortisol, e sim de um aumento fora de hora. Um bom exemplo disso são as pessoas que têm aumento noturno do cortisol, fato que pode ser constatado por meio do exame do cortisol salivar realizado às 23 horas. Essas pessoas geralmente têm insônia ou sono superficial e despertam no meio da noite com angústia e idéias pessimistas.

O cortisol é possivelmente o hormônio que mais tenha relação com a serotonina. Altos níveis de cortisol podem ocasionar um bloqueio da serotonina; já quando os níveis de cortisol se tornam muito baixos e comprometem o sistema nervoso central, podemos constatar a ocorrência de depressão e suicídio.

Quando as taxas de cortisol são muito baixas, surgem sintomas de desespero que podem, inclusive, desencadear a síndrome do pânico: em vez de responder ao estresse com o cortisol, a pessoa vai responder com a adrenalina como último recurso de luta ou fuga para adaptar o corpo ao estresse, causando assim aumento dos batimentos cardíacos, sudorese e ansiedade.

O cortisol é responsável também pelos níveis de açúcar no sangue. Em geral, a hipoglicemia pode ter como causa a queda acentuada do cortisol, despertando o desejo de comer carboidratos e doces. No período da tarde, as taxas de cortisol costumam ser fisiologicamente baixas, dando-nos uma pista para explicar a piora que pode ocorrer em pessoas deprimidas, estressadas ou com síndrome do pânico nesse momento do dia. Quem nunca sentiu um vazio nos finais de tarde e tentou compensar essa sensação comendo algum carboidrato? Fica aqui um alerta: nesses casos, a imediata sensação de bem-estar pode posteriormente acarretar uma piora acentuada, pois a insulina liberada pela ação do carboidrato pode provocar maiores quedas de cortisol. Como este tem ação antiinsulínica, ambos são antagônicos. O cortisol é o hormônio do desafio, ele prepara o corpo pela luta. Cortisol em excesso é ruim, mas em pouca quantidade também é ruim. É difícil pinçar os sintomas e, mais ainda, saber qual nível de cortisol é necessário ter para que possamos responder eficazmente ao estresse. Parece haver dois padrões de cortisol: o primeiro é o basal, do dia-a-dia, o segundo é o solicitado em momentos de estresse. Devemos caracterizar essas duas situações, levando em conta que pessoas que têm baixa resposta do cortisol ao estresse tendem a se isolar para fugir dos desafios da vida porque sabem que não terão o instrumento para enfrentá-los.

Quanto cortisol é preciso ter para responder de forma adequada à situação apresentada? Difícil saber, quase impossível. Essa pergunta me remete ao caso de outro paciente: Fernando tinha um tipo de pânico quase refratário ao tratamento, com queixas de taquicardia e sensação de ansiedade intensa. Ao fazer sua dosagem de cortisol, constatei que seus níveis eram altos segundo os valores de laboratório e, mesmo assim, o pânico persistia. Suspeitei que seus níveis de adrenalina devessem ser maiores ainda. Como ele não reagia a nenhuma medicação, resolvi suplementar o cortisol (acetato de hidrocortisona), ao que o paciente respondeu de forma parcial, melhorando em parte dos sintomas. Esse caso demonstra o quanto é difícil saber *o que* e *quanto* é bom para cada um individualmente e como ainda não se conhece muito sobre esse assunto.

A paciente Helena apresentava enorme dificuldade em lidar com qualquer situação inesperada ou de estresse e estava bastante obesa devido à enorme compulsão por doces e carboidratos. Clinicamente, parecia manter baixos níveis de cortisol basal (é possível dosar o cortisol basal dos pacientes, ou seja, a quantidade de cortisol que eles *produzem* ao longo de 24 horas, mas dosar a quantidade que as pessoas *precisam* em situação de estresse é extremamente difícil). Com os exames, minha suspeita se confirmou: os níveis basais estavam realmente baixos. Helena se queixava de muita fraqueza e incapacidade de luta. Sentia grande intolerância ao estresse e, a cada frustração que experimentava, pensava em suicídio. Os antidepressivos que tomava tinham resposta parcial porque possivelmente aumentavam a serotonina sem elevar o cortisol. (Ver figura 2, página 54)

Existem vários tipos de receptores para a serotonina. Um deles, o 5HT2, é responsável por sintomas de ansiedade e também estimula a elevação do cortisol. Se isso não acontece de forma harmônica, os sintomas podem ser como os descritos no caso de Helena, ou seja, se o surgimento de um sintoma que psicologicamente corresponde a perigo não é acompanhado de uma preparação física correspondente por meio do cortisol, o sentimento de desespero é inevitável. (Ver figura 2)

Um dado que me chamou a atenção no histórico de Helena é que, quando criança, aos 12 anos, ela havia feito um tratamento para obesidade e usou anfetaminas para emagrecer. Naquele momento, o quadro depressivo começou a se manifestar. Tenho observado que níveis basais de cortisol são baixos em pessoas que usaram ou abusaram de anfetaminas com a finalidade de emagrecer.

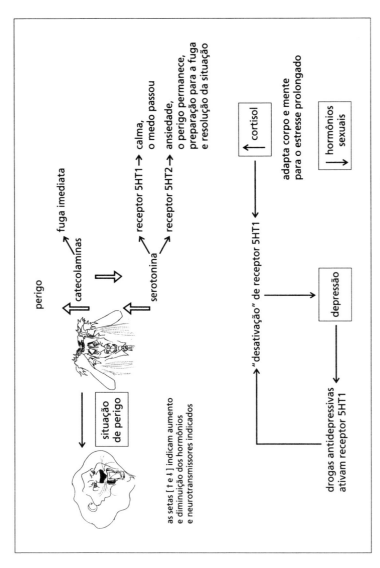

FIGURA 2 – RESPOSTA AO ESTRESSE E CONSEQÜÊNCIAS

Outro ponto que me chamou a atenção nos exames da paciente Helena foram os baixos níveis de estrógeno que ela apresentava. Quando perguntei a ela sobre sintomas como calores ou perda de libido, ela relatou dificuldade de lubrificação vaginal e, em certos períodos, o aparecimento de calores noturnos – sintomas causados pelo baixo nível de estrógeno e bem conhecidos das mulheres na menopausa. Pude relacionar esses sintomas com o fato de ela tomar pílula anticoncepcional há muitos anos. Surpreendentemente, as mulheres podem apresentar os mesmos sintomas característicos da menopausa se estiverem com baixos níveis de estrógeno. Esses sintomas podem ser facilmente confundidos com insônia e ansiedade.

O TRATAMENTO

Uma das primeiras providências que tomei foi interromper o uso da pílula anticoncepcional, para permitir a liberação de maiores concentrações de estrógeno. Como sabemos, o estrógeno é um grande promotor da ação da serotonina no cérebro e um incentivador da plasticidade neuronal (capacidade que os neurônios têm de crescer e fazer novas conexões). O que realmente aliviou a paciente, porém, foi a reposição do cortisol. Durante o tratamento, Helena teve outra crise após discutir com o pai. Orientei-a para que aumentasse a dosagem em momentos de maior estresse, prática que teve êxito e comprovou a dificuldade que a paciente apresentava também na resposta do cortisol em momentos de estresse e conflitos. Hoje, ela própria sabe administrar as dosagens – ainda que se sinta frustrada por ter de apelar às drogas pelo fato de sua suprarenal se mostrar incapaz de responder adequadamente ao estresse.

Não sabemos exatamente o motivo pelo qual a suprarenal pára de responder aos estímulos de estresse, quadro conhecido como esgotamento adrenal e que parece ser permanente. Ele costuma estar associado, de certa forma, a graves traumas emocionais, também chamados de *síndrome do estresse pós-traumático*. Esse distúrbio atinge pessoas que viveram tragédias ou épocas de guerra e que, em algum momento após essa grande solicitação da supra-renal, passaram a não ter mais resposta aos estímulos do estresse. É como se a supra-renal tivesse usado todo o seu potencial e entrado em uma espécie de "falência".

CAPÍTULO 4

HORMÔNIOS SEXUAIS E QUALIDADE DE VIDA (MILENA E O PRAZER)

Milena, 56 anos, procurou-me por sentir sintomas depressivos. Ela estava em seu segundo casamento e as queixas apresentadas eram típicas de uma depressão ligada ao climatério: pouca auto-estima, cansaço e vida sexual desinteressante com baixo nível de libido (o que a fazia fugir das eventuais investidas do marido). Vinha tomando antidepressivos, mas sem sucesso. Interessante notar que, em muitos casos, os antidepressivos não atingem a remissão total da depressão; em minha opinião, isso acontece porque eles tratam apenas de um aspecto da depressão: o baixo nível de serotonina. Acredito que a depressão seja um distúrbio complexo, com implicações hormonais e de vários neurotransmissores, mas parece que até hoje os únicos aspectos que merecem atenção do ponto de vista terapêutico sejam os da serotonina e os da noradrenalina.

No caso de Milena, estava claro que havia necessidade de procurar outros motivos. Como a relação entre a menopausa e o início dos sintomas depressivos era evidente, era óbvio que eu estava diante de um caso de deficiência dos hormônios sexuais (estrógeno e progesterona.). Mas por que certas mulheres sofrem mais do outras na menopausa? Suspeito que, mesmo quando cessa o ciclo menstrual, os níveis de estrógeno circulante produzidos principalmente nesse período pela supra-renal possam ser a chave para a resposta. A supra-renal é mais uma fonte de estrógeno e progesterona. Na verdade, ela age como uma espécie de reserva dos hormônios sexuais, uma vez que a vida seria muito difícil sem nenhum esteróide sexual. Imediatamente, minha memória se voltou para a figura de dona Estela, uma paciente que, aos 80 anos, apresentava um humor privilegiado e era totalmente lúcida (havia, inclusive, escrito sua biografia naquele ano). Pedi os exames dela e, surpreendentemente, seus níveis de estrógeno eram bem maiores do que os de Milena. Fatos assim me levam a crer que existem níveis ideais de estrógeno para cada pessoa. Ambas, do ponto de vista dos resultados laboratoriais, foram consideradas normais (ainda que uma estivesse quase no limite superior e outra quase no limite inferior). Como vimos anteriormente, existem pessoas privilegiadas que não sobrecarregaram a supra-renal ao longo da vida e, na menopausa, podem contar com sua ação produtora de esteróides.

Sugeri que Milena fizesse a reposição hormonal, uma vez que seus exames ginecológicos não mostravam na ocasião qualquer situação de risco para o desenvolvimento de problemas na mama ou no útero. Ela ficou reticente e revelou certo pânico diante da palavra "hormônio": "Mas doutor, dizem que essa história de reposição é muito perigosa..." Expliquei a respeito do tipo de reposição que seria feito (diferente da que poderia aumentar a incidência de câncer de mama). Recentemente, em um curso nos Estados Unidos, assisti a uma aula que muito me impressionou: baseava-se em um trabalho feito por um grupo de ginecologistas cujo título era *O protocolo Wiley*. Nesse trabalho, a equipe idealiza o ciclo hormonal de uma mulher jovem por meio de hormônios bioidênticos. O ciclo hormonal de uma mulher jovem demonstra que existem dois picos de liberação de estrógeno (um maior no início do ciclo e um menor na segunda metade do ciclo) e um de progesterona a partir do 15º dia, além de uma onda de progesterona que vai aumentando a partir do 15º dia até decair totalmente no período que coincide com o início da menstruação. Fisicamente, esse ciclo existe na natureza para possibilitar a gravidez nas mulheres jovens; psicologicamente, ele aumenta sua predisposição para o sexo em determinados períodos.

Sugeri que Milena usasse o mesmo padrão de reposição por meio de cremes transcutâneos. Passado um mês, a paciente recuperou-se dos sintomas e pôde abrir mão dos antidepressivos. Sua vida sexual melhorou significativamente durante os dois meses seguintes. Milena estava feliz, mas após esses dois meses voltou a me procurar com a queixa de sentir-se incapacitada a ter orgasmos. Pedi a dosagem dos hormônios sexuais e constatei que o nível de estrógeno estava bom, mas o da testosterona mostrava-se insuficiente. As mulheres também se ressentem da falta de testosterona, que lhes confere um componente maior de agressividade e sexualidade. Os sintomas que Milena relatava me fizeram ver que ela havia ficado excessivamente "feminina", o que sinalizava a necessidade de uma reposição de testosterona.

A IMPORTÂNCIA DOS HORMÔNIOS SEXUAIS

Quando falamos em hormônios sexuais, é necessário esclarecer a diferença entre hormônios sexuais e sexualidade, identificação sexual e características secundárias. No consultório (e até fora dele), costumo ouvir perguntas como "se um homem tiver altas taxas de hormônio feminino, como o estrógeno, ele vai se tornar homossexual?" ou "se uma mulher tiver uma taxa de testosterona alta, vai mudar o foco de seu desejo sexual ou adquirir comportamentos masculinos?" Para responder a perguntas como essas, é necessário esclarecer alguns tópicos sobre a influência dos hormônios na psique e no emocional. Em primeiro lugar, precisamos saber que a identificação sexual não pode ser modificada pelos hormônios, uma vez que boa parte das características psíquicas e comportamentais é definida em uma fase precoce da vida (na fase embrionária e logo após o nascimento). Ou seja, tais características são imutáveis e independentes de qualquer tipo de futura reposição hormonal. Isso ocorre porque o cérebro masculino e o cérebro feminino são estruturalmente diferentes: para cada sexo, há um núcleo próprio que determina o comportamento típico do gênero.

Os hormônios determinam o sexo do feto no início da gestação, e o hormônio que define essa mudança é a testosterona. Um cérebro sem influência hormonal, o chamado "cérebro cru", tem características femininas. O feto macho começa a produzir precocemente a testosterona para perder a feminilidade e, conseqüentemente, adquirir a masculinidade. E é a estimulação dos receptores no cérebro fetal para a testosterona é responsável por esse processo.

Os receptores de testosterona são parte integrante da membrana do neurônio e, figurativamente, seriam como a fechadura à espera de uma chave que a abra. No caso do feto masculino, a testosterona que precocemente será produzida estimulará os receptores de testosterona a fazer a mudança de um cérebro originalmente feminino para um cérebro masculino, trabalho que se dá em duas fases: na primeira ocorre a desfeminilização do cérebro, na segunda sua masculinização.

Possivelmente você estará se perguntando por que algumas mulheres produzem excesso de testosterona. Constato, em minha clínica, que esse fenômeno ocorre principalmente entre mulheres que estão em idade reprodutiva. Paralelamente, essas mulheres apresentam também resistência à insulina e baixos níveis de progesterona e de estrógeno. Esse quadro é conhecido como *síndrome do ovário policístico*. Vale lembrar que o grande sinalizador dos possíveis estoques de alimentos na natureza é a insulina. Como a mulher precisa de uma época propícia para se reproduzir (quando há comida na natureza), o excesso de insulina, diminuindo a ação de seus receptores, provoca o aumento da quantidade de insulina circulante. Isso desencadeia uma mudança hormonal importante, que se traduz em maior produção de testosterona para a exacerbação da agressividade e da sexualidade com a finalidade de preparar a mulher para a reprodução. Acredito que a grande revolução sexual das últimas décadas tenha contribuído também para dar às mulheres um tipo de sexualidade e de agressividade mais próximos do padrão masculino.

Esse assunto me fascina pela complexidade dos sintomas que constato em mulheres jovens portadoras de desequilíbrios hormonais causados, primariamente, pela resistência à insulina. Em geral, os sintomas se caracterizam por grande ansiedade, insônia, alterações menstruais e aparecimento de tensões prémenstruais intensas, podendo ocorrer excesso de fluxo menstrual e alteração no ritmo da menstruação. Esses sintomas podem ser explicados da seguinte forma: a testosterona é um hormônio ansiogênico, e o cérebro feminino não é equipado para lidar com seu excesso, diferentemente dos receptores do cérebro masculino, que têm um núcleo de neurônios próprios para receber maior quantidade desse hormônio. O cérebro feminino parece necessitar da progesterona, que atuará indiretamente por meio da sua transformação em alopregnanolona, um calmante natural na mesma esfera de ação das drogas conhecidas como benzodiazepínicas (como Diazepam, Bromazepam etc.). Por isso, as mulheres que usam drogas de ação parecida com a progesterona freqüentemente não conseguem ter os efeitos calmantes da progesterona bioidêntica, a única capaz de agir no organismo como a verdadeira progesterona.

Sabemos que o estrógeno e a testosterona têm proporções diferentes entre homens e mulheres, tanto no corpo quanto no cérebro. Na mulher, predomina o estrógeno; no homem, a testosterona. Em relação ao aspecto físico, como vimos anteriormente, o estrógeno é mais potente como ossificador e formador de gorduras típicas do biótipo feminino. O mesmo se dá com as mulheres que têm grandes concentrações de testosterona, porém nelas ocorre aumento da agressividade e do desejo sexual; fisicamente, há acréscimo de massa muscular, acne e crescimento exagerado de pêlos.

Suspeito que mulheres com níveis extremamente elevados de testosterona possam apresentar efeitos psíquicos bastante severos. Recentemente atendi uma moça com um quadro delirante alucinatório. Sentia-se perseguida na rua e imaginava-se como protagonista de uma trama que envolvia um roubo no local em que trabalhava. A paciente apresentava níveis altíssimos de testosterona (provavelmente produzida também pela glândula supra-renal), cuja taxa quase se equiparava à mínima masculina, além de pêlos no rosto, espinhas no rosto e no corpo e uma conformação corpórea masculinizada. Após o uso de medicamentos neurolépticos, o tratamento clássico para esses quadros, a paciente remitiu da psicose, mas passou a apresentar um quadro do tipo bipolar, com alternância entre depressão e euforia. Obviamente, existe inter-relação entre os hormônios sexuais e os neurotransmissores, de forma que valores muito baixos ou muito altos podem resultar em sintomas psicopatológicos.

É bem conhecida a relação entre estrógeno e testosterona e sua capacidade de protagonizar a ação da serotonina dentro do neurônio. A serotonina é um neurotransmissor que vem sendo relacionado com depressão há muito tempo e recentemente com quadros psicóticos. No cérebro, sua ação é complexa e ambivalente, pois tanto pode ser calmante como ansiogênica, dependendo do receptor que tocar. A ciência continua pesquisando os tipos de receptores de serotonina (que já passam de uma dezena) e demonstrando sua complexidade. Boa parte das novas drogas disponíveis no mercado se beneficia desse conhecimento para desenvolver suas fórmulas.

Os homens têm maior quantidade de testosterona do que as mulheres possuem de estrógeno, o que talvez transforme a depressão por falta de serotonina em uma doença tipicamente feminina, já que o estrógeno não é produzido de forma contínua e tem picos de liberação apenas em determinadas fases do ciclo menstrual.

CAPÍTULO 5

A INFLUÊNCIA DA ALIMENTAÇÃO NO PERFIL HORMONAL

É importante lembrar que o percurso do homem (do primitivo ao civilizado) foi extremamente rápido. Entre todas as espécies do planeta, a humana foi a única a ter esse tipo de evolução, mas freqüentemente nos esquecemos de quem somos e de onde viemos. Vejo o ser humano como uma máquina de aprimoramento genético, e a prova disso é que se nossa mãe segurar a mão de nossa avó, e esta der a mão à nossa bisavó, e assim por diante, até o primeiro elo da espécie humana, não teremos mais de 600 quilômetros. O processo de evolução e civilização foi (e continua sendo) muito rápido.

Observando minha cadela da raça xar-pei, vejo quão precário é seu método de aprimoramento genético: ela entra no cio duas vezes por ano e, nesses poucos dias em que se encontra predisposta à reprodução, cruzará com qualquer cachorro se puder (incluindo parentes consangüíneos). Como resultado, pode haver desvirtuamento da raça e potencialização de defeitos congênitos de base genética, devido ao processo de concentração de gens prejudiciais. Quando o processo reprodutivo termina, começa o processo do envelhecimento.

Nosso cérebro chega ao ápice da capacidade de raciocinar por meio da evolução progressiva que ocorre desde os primeiros hominídeos que adotaram a postura ereta e também por meio de uma modificação no aparelho fonador primitivo que conduziu à comunicação por meio da fala. Hoje, ele carrega resquícios dos mecanismos de defesa e adaptação ao meio ambiente, os mesmos que continuam a ser usados por animais primitivos. A diferença se deu devido ao desenvolvimento do córtex, uma área do cérebro capaz de gerenciar (portanto racionalizar) esses impulsos primitivos. Freqüentemente, nosso cérebro primitivo se manifesta quando perdemos a razão por causa de medos irracionais, ou mesmo quando temos uma explosão de agressividade. Boa parte dos distúrbios psiquiátricos nada mais é do que um conjunto de posturas adequadas para a adaptação aos movimentos e ciclos da natureza – ainda que se mostrem inadequadas para a vida na civilização.

Quando analisamos a anatomia do cérebro vemos que a parte civilizada (a área anterior do cérebro, a frontal) contém o paleocórtex, o córtex antigo, que abriga esses registros animais. Se isso não foi perdido é porque não seria vantajoso, pois faz parte da sobrevivência. Na evolução fetal, repetimos a evolução animal. Se o tamanho do cérebro definisse o grau de inteligência, os elefantes seriam mais evoluídos intelectualmente do que o ser humano. O que define a inteligência é, provavelmente o grau de conexão entre os neurônios.

Por mais racionais que sejamos, ainda convivemos com os impulsos primitivos; e à mulher cabe o ônus da reprodução. Hoje, quem entra em um supermercado não imagina nossa total dependência das fontes alimentares fornecidas diretamente pela natureza – se alguém ficou por um tempo perdido em alguma floresta sabe do que estou falando. É um tema importante, acredite. A adaptação ao meio ambiente foi fundamental para nossa continuidade como espécie. O fato de hoje termos etnias definidas se deve ao habitat de nossos antepassados. As etnias branca e amarela se desenvolveram em áreas de clima temperado e tiveram de se adaptar à alternância entre invernos rigorosos e verões escaldantes. Dentro de nós existem ainda resquícios dessa adaptação principal até no que se refere à questão da reprodução. O verão era a época em que havia maior abundância de comida, de modo que essa estação era o momento considerado propício pela natureza para a reprodução.

A comida que nos fornece energia mais rapidamente é o carboidrato. Raízes e frutas, em geral, têm o verão como estação da safra. Mas, como somos onívoros, comemos gorduras, vegetais e carboidratos, ao contrário da maioria dos animais, que não tem essa maleabilidade.

Hoje vivemos uma situação inusitada até em países subdesenvolvidos: a explosão da obesidade causa mais mortes do que a subnutrição. Os conceitos alimentares foram absolutamente deturpados porque vivemos uma situação antagônica àquela para a qual fomos programados. Isso interfere também em nossos níveis hormonais e, portanto, psicológicos.

Voltando à pré-civilização e à natureza: esses carboidratos que hoje comemos indiscriminadamente só eram encontrados no verão, que portanto era a época na qual as mulheres deveriam teoricamente acumular reserva energética sob a forma de gordura para, junto com o feto, sobreviver ao inverno rigoroso que viria e, desse modo, chegar ao verão e perpetuar a espécie. As mulheres têm um registro que aciona o mecanismo hormonal e associa estoques alimentares à predisposição para a reprodução. Vale lembrar que na anorexia os ciclos reprodutivos cessam.

A insulina, hormônio produzido no pâncreas mediante a ingestão de carboidratos, faz que as células do corpo recebam e possam utilizar essa energia; é como uma espécie de chave para abrir a porta de entrada da energia na célula. No caso de desenvolvermos um mecanismo ineficiente de abertura desses canais (resistência periférica à insulina), ficaremos mais debilitados como um todo. Pesquisas mostram que, nesses casos, a incidência de quadros depressivos é mais alta. Além disso, a insulina que sobra "sinaliza" para o corpo que ele deve armazenar sob a forma de gordura a glicose que não conseguiu queimar, a princípio no fígado e depois no tecido subcutâneo. Essa glicose se transforma, então, nos famigerados "pneus". Mas vejamos: o objetivo desse mecanismo é manter um ajuste fino sobre as necessidades energéticas atuais e as prováveis faltas que ocorreriam em um eventual inverno rigoroso. E tudo isso precede cronologicamente o aparecimento dos *milk-shakes* e das batatas fritas!

Nas mulheres jovens, ocorre uma espécie de resistência à insulina fisiológica, necessária para a sobrevivência do conjunto mãe–feto em um período de escassez de alimentos e que também é acompanhada por alterações hormonais que as preparariam para a reprodução, uma vez que suas chances de sobrevivência quando são portadoras de depósitos de gordura é bem maior. Instintivamente, os homens sabem (ou intuem) isso, e costumam levar seu objeto de conquista para um jantar à luz de velas ou oferecer-lhe uma caixa de bombons. Esse mecanismo hormonal que estimula o comportamento reprodutivo se baseia no estímulo da produção de testosterona e no bloqueio da produção de progesterona, de modo que essa mulher estaria formando o seguinte quadro (ver figura 3, página 70): testosterona alta, estrógeno alto (aquele derivado da testosterona), progesterona e cortisol baixos (uma vez que o cortisol também pode ser transformado por meio da própria progesterona). Psiquicamente, teremos uma mulher bastante agressiva, sexualizada e pronta para a "batalha" da procriação.

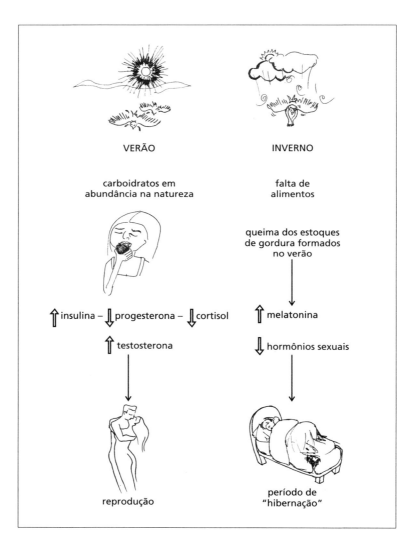

FIGURA 3 – HORMÔNIOS E CICLOS DA NATUREZA

Outro hormônio que influencia o comportamento reprodutivo é a melatonina. Ela é produzida pelo cérebro (especialmente na glândula pineal) nos períodos de escuridão e é bloqueada quando a retina recebe a luz. A melatonina também controla o fluxo da liberação de hormônios sexuais. Portanto, no verão, quando a luminosidade é maior, permanece menos ativa, aumentando, desse modo, o fluxo de liberação dos hormônios sexuais e mantendo a lógica da reprodução.

O que vemos acontecer nos dias de hoje é:

- Alimentação rica em carboidratos (grande consumo de alimentos processados industrialmente, farinha branca, amido, produtos feitos com milho etc).
- Inversão do ciclo natural dia–noite. As pessoas dormem menos e mais tarde, bloqueando a melatonina e aumentando o volume dos hormônios sexuais.

O resultado é o excesso de testosterona, que vem trazendo constantes queixas de insônia, depressão e ansiedade entre as mulheres jovens. A meu ver, essa grande revolução da sexualidade e da agressividade feminina é resultante da alteração dos hábitos alimentares, acentuada nos anos 1950 com a facilidade de acesso aos alimentos energéticos e industrializados.

Sergio Klepacz

O DILEMA DE ROBERTA

Para exemplificar um caso padrão, típico das pacientes que circulam em consultórios psiquiátricos, ginecológicos, dermatológicos e endocrinológicos e apresentam sempre os mesmos sintomas, como ansiedade, alterações menstruais, obesidade e acne cutânea, vou citar aqui o caso de Roberta, próxima paciente-exemplo.

Ela chegou acompanhada da mãe e com histórico de oscilações bruscas de humor, principalmente ligadas a fases específicas do período menstrual. Sua tensão pré-menstrual (TPM) estava insuportável para a vida familiar. Roberta não se relacionava com outras pessoas por estar muito acima do peso e apresentar marcas profundas no rosto causadas por sucessivas crises de acne. O conflito com a mãe parecia interminável. Roberta não conseguia trabalhar pela incapacidade de sair de casa e lidar com as frustrações do dia-a-dia. Ficava acordada até altas horas da madrugada, conversando em *chats* no computador ou assistindo a filmes na televisão, momentos em que sentia forte compulsão por carboidratos (chegava a chorar por não conseguir controlar essa compulsão). Nos sucessivos tratamentos realizados, os resultados foram sempre pífios.

Solicitei uma bateria de exames hormonais, que deveriam ser realizados perto do 18ª dia de seu ciclo menstrual para avaliar os níveis de progesterona no momento propício à sua liberação (fase lútea). Não foi surpresa constatar que a paciente apresentava níveis altos de insulina, com testosterona e estrógeno em limites superiores, progesterona quase inexistente e níveis de colesterol e cortisol também bastante baixos.

Roberta evitava comer carnes, ovos e gorduras em geral, por acreditar que esses alimentos fariam seus níveis de colesterol aumentarem, colocando, em função disso, sua saúde em risco. Como opção alimentar, restavam farinhas brancas, milho, batata, arroz etc. De uns anos para cá, temos visto na mídia campanhas maciças contra os alimentos ricos em colesterol. Somos uma geração marcada pelo conceito de que colesterol faz mal, o que faz que fatalmente nos voltemos aos carboidratos. Esse é um raciocínio precipitado, baseado na observação de que a placa de gordura que obstruía o coração dos enfartados era composta de colesterol. Este porém, é o colesterol produzido pelo fígado no próprio organismo. Entre os três subtipos de colesterol, o LDL e o VLDL são considerados "ruins", e o HDL (que é o colesterol que sobrou e retorna ao fígado) é considerado bom. É importante lembrar, porém, que a base de todos os hormônios sexuais e de estresse é o colesterol LDL. Quando os níveis de colesterol se apresentam muito baixos, temos um aumento da proporção de suicídio. Assim, vemos que a questão não é tão simples quanto parece, uma vez que os controle da produção do colesterol também sofre a influencia das questões hormonais, o que pode ser facilmente constatado pela subida de colesterol que quase sempre acompanha os períodos pós-menopausa ou andropausa.

Para encontrar uma solução definitiva para Roberta, deveríamos ir além do reequilíbrio imediato por meio da administração de progesterona bioidêntica e do acetato de hidrocortisona (cortisol). Partimos, então, para uma revisão dos conceitos. Roberta se conscientizou da necessidade imediata de uma alteração substancial em seu padrão alimentar, cujo princípio foi o do combate à resistência periférica à insulina mediante a imediata suspensão da ingestão de qualquer alimento de alto índice glicêmico, ou seja, aqueles capazes de liberar rapidamente quantidades maciças de insulina (ver figura 4). Os preconceitos em relação aos alimentos portadores de colesterol e gorduras foram desfeitos, assim como também foi estipulado um ciclo sono–vigília compatível com o bom funcionamento de seu eixo endócrino. Fui surpreendido pela força de vontade de Roberta, que rapidamente adotou a nova dieta. Ela criou alternativas próprias e, após um período inicial em que se sentia com baixo nível de energia (uma vez que seu cortisol ainda estava baixo, impedindo a manutenção de um bom nível de glicemia), acabou se adaptando. Orientei-a para comer mais sementes oleaginosas e ovos como forma de substituição aos antigos alimentos. Após seis meses, a mudança foi radical: ela emagreceu, acabaram as espinhas, a testosterona abaixou e o quadro de ansiedade diminuiu radicalmente. Hoje ela ainda mantém algumas restrições alimentares, pois sabe que facilmente poderá reincidir no quadro anterior.

Equilíbrio hormonal e qualidade de vida

ÍNDICES GLICÊMICOS
(alimentos e sua capacidade de liberar insulina)

principais alimentos de baixo índice glicêmico	principais alimentos de alto índice glicêmico
	(liberam muita insulina)
carne e gorduras animais	farináceos 
sementes oleaginosas	pães
ovos	batatas e raízes tubérculos
frutas (exceto melancia e abacaxi) 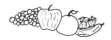	milho
verduras	

FIGURA 4 – ÍNDICES GLICÊMICOS

CAPÍTULO 6

SINAIS DE ALERTA (HORMÔNIOS, NEUROTRASMISSORES E A MENTE)

Estamos longe de explicar de que modo as mensagens dos hormônios atingem a mente e comandam a vontade e o comportamento. Alguns hormônios agem diretamente no cérebro por meio de receptores próprios na membrana dos neurônios, como é o caso dos hormônios sexuais e do cortisol – que atua na área que comanda a memória, chamada hipocampo.

Outro modo possível de interferência na atividade cerebral (e, portanto, mental) é a influência que alguns hormônios têm sobre os neurotransmissores (NTs). Como os hormônios, os NTs são substâncias químicas que atuam como mensageiros, mas são produzidos e utilizados dentro do próprio cérebro. Eles fazem a ligação química entre os neurônios. De modo fascinante e misterioso, é essa atividade de "circulação" eletroquímica entre os neurônios que é responsável pelo que somos em termos de consciência, capacidade de raciocinar e sentir.

Existem milhares de substâncias produzidas pelo cérebro, e algumas delas duram apenas poucos instantes. Assim, são difíceis de serem identificadas e estudadas. Alguns NTs tornaram-se populares e seus nomes são bastante conhecidos. Entre eles, a serotonina, a dopamina, a noradrenalina, a acetilcolina e o Gaba. O motivo de eles terem se tornado conhecidos é que foram, de alguns anos para cá, associados às principais síndromes psiquiátricas, tais como os distúrbios afetivos e de ansiedade, o alcoolismo, a esquizofrenia etc.

Os NTs também obedecem à lógica da luta pela sobrevivência, sendo que alguns favorecem a capacidade de focar a atenção para detectar possíveis perigos no ambiente, como é o caso da noradrenalina e da dopamina, que são quimicamente muito parecidas. A dopamina é um produto da própria noradrenalina. O papel da dopamina é bastante interessante, uma vez que ela é ativada por qualquer "saliência do ambiente" e pode estar relacionada tanto ao perigo quanto ao prazer (podendo ser acionada por uma situação erótica ou até pela visão de uma paisagem pitoresca).

A dopamina passa essas mensagens para o meio interno mediante o estímulo da produção dos hormônios sexuais e dos hormônios do crescimento. De certa forma, ela capacita o corpo para realizar, na prática, aquilo que captamos no ambiente.

A noradrenalina, a dopamina, a adrenalina e o hormônio tireoideano são NTs e hormônios ativadores ou, tecnicamente, *catecolaminérgicos*. Eles têm uma origem comum, que são os aminoácidos fenilalanina e tirosina, obtidos na alimentação, e servem como uma primeira linha de defesa contra eventuais ataques. Qualquer um que se sentiu ameaçado ou viveu uma situação de perigo sabe do que falo, pois certamente observou as próprias batidas cardíacas aumentarem de freqüência.

O que pouca gente sabe é que, de modo geral, o sistema imunitário acompanha esse movimento e aciona nosso sistema de defesa principalmente por meio da produção de anticorpos.

Portanto, para quem sofre de alguma doença auto-imune (aquela na qual o sistema imunitário perde o controle e produz anticorpos contra o próprio organismo), esse momento é de grande perigo.

Nosso organismo não suportaria manter seu sistema de defesa constantemente acionado. Se isso acontecesse, a vida humana certamente seria bem mais curta. Basta ver o que acontece com as pessoas que vivem em constante estresse para observarmos as conseqüências dessa constante ativação do eixo catecolaminérgico. A solução que a natureza encontrou para "frear" todo esse sistema complexo de defesa quando o perigo cessa é dado por outro grupo de substâncias, sendo elas alguns NTs (tais como a serotonina, o Gaba e a acetilcolina) e também o hormônio cortisol. Tudo que sobe tem de descer, e essas forças atuam como calmantes naturais dos excessos de estímulo no coração, na pressão arterial e nos sistemas emocional e imunitário.

Na prática, boa parte dos tratamentos médicos se baseia no estímulo desses freios mediante drogas que atuam imitando tais substâncias. Posso citar algumas bem conhecidas, tais como os corticóides, que são drogas que imitam a ação do cortisol como bloqueadoras da inflamação (que também é uma reação do organismo a algum ataque) e do sistema imune; há também as drogas que agem no sistema emocional, como é o caso dos benzodiazepínicos (calmantes bastante utilizados).

Uma das pausas de estresse mais importantes que temos é dada por uma boa noite de sono; dormir é uma função imprescindível, e morreríamos rapidamente sem o repouso do sono. A cada noite, ao dormir, acionamos um ciclo no qual todas as funções biológicas se repetem no dia seguinte. O marcador desse ciclo é um NT chamado melatonina. Ele tem como origem a serotonina (que por si só também é um sinalizador, mas do período diurno) e se forma principalmente quando nos encontramos em um ambiente escuro.

A melatonina é um NT bastante curioso, uma vez que parece contar os dias de nossa vida e modula a liberação de nossos hormônios sexuais. Isso explica por que uma criança, que obviamente tem baixos níveis desses hormônios, dorme mais e mais profundamente. No decorrer da vida, o nível de melatonina vai diminuindo e vamos tendo um sono mais curto e menos eficaz. Várias doenças estão associadas à diminuição dos níveis de melatonina. Entre elas, podemos citar a esquizofrenia e os distúrbios depressivos ou bipolares, bem com alguns tipos de câncer.

Parece que alguns pacientes se adaptam bem à suplementação com a própria melatonina, passando a ter um sono mais repousante e de maior duração e, inclusive, relatando sonhos pela manhã. Outros, porém, acordam com a sensação de estar "sonados" ou depressivos. Em outros, ainda, nenhum efeito é registrado. O mesmo se dá quando tratamos esses pacientes com um precursor da serotonina (o 5 hidroxitriptofano). Certos indivíduos conseguem formar a própria melatonina e relatam dormir bem, enquanto em outros a insônia é desencadeada e ocorre um aumento da ansiedade.

A explicação para as reações individuais pode estar vinculada à alta variabilidade da eficácia dos genes que controlam as enzimas que transformam serotonina em melatonina. Portanto, deve existir uma equação bastante individual entre a quantidade de serotonina e de melatonina, uma espécie de "impressão digital" do sono.

Simplificadamente, podemos dizer que nossos problemas podem ser relativos à falha de freio ou acelerador.

Obviamente cada pessoa tem a própria sensibilidade para o acionamento desses mecanismos, uma vez que mantemos em nosso registro atávico processos armazenados em certos tipos de memória que nos situam ora como presa, ora como predador. Para dar um exemplo da importância desse fator como determinante do comportamento, basta ver o que acontece com animais que nunca foram caçados. As baleias, por exemplo, ao contrário dos ratos e de outros animais de pequeno porte que experimentam uma constante ameaça, situam-se no topo da cadeia alimentar e não desenvolveram mecanismos de fuga eficazes para sua proteção. Conseqüentemente, quando se vêem diante do homem/predador acabam por colocar a vida em risco.

O homem, porém, que esteve em um estágio intermediário entre os exemplos citados, foi obrigado a desenvolver mecanismos que o adaptassem a condições particulares de cada ambiente. Possivelmente esse sistema de informação se localiza em um grupo de neurônios situados em uma área mais primitiva do cérebro, conhecida como amídala. Segundo pesquisas recentes, é lá que guardamos as experiências traumáticas. Quem já tentou se livrar dessas lembranças com anos de sessões de psicanálise sabe o quanto isso é difícil, uma vez que elas são importantes para nossa sobrevivência. Afinal, nunca podemos nos esquecer de que um leão quer, na verdade, apenas nos devorar! Finalmente podemos citar que o "start", ou seja, a sensibilidade e a rapidez de acionamento, depende inclusive de fatores genéticos e experiências precoces de vida.

Os fatores genéticos são, por vezes, difíceis de determinar. Um exemplo simples em relação a esse mecanismo é o fato de termos raças de cães dóceis e outras agressivas, possivelmente porque os antepassados dessas últimas tenham sido treinados para serem cães de guarda. Imagina-se até que possa haver uma mudança de padrões genéticos de acordo com experiências vividas por nossos antepassados, uma vez que pesquisas recentes demonstram que descendentes de pessoas traumatizadas por guerras apresentam maior sensibilidade no acionamento de mecanismos de defesa. Na prática clínica, observo o desconforto pelo qual passam as pessoas que nasceram tímidas e utilizam seus mecanismos de estresse quando se vêem em ambientes com pessoas estranhas. Possivelmente, os tímidos que hoje sofrem sejam descendentes de cautelosos sobreviventes em épocas remotas.

Nosso eixo de estresse tem a condição de prever o grau de periculosidade do meio ambiente, baseado em experiências de nossos antepassados ou em experiências de vida precoces que nos ajustam e dão condições para a sobrevivência mesmo em um meio selvagem e que agora são parte dos diagnósticos das doenças do século XXI.

EPÍLOGO

Creio em uma medicina que, de alguma maneira, passe a ver o ser humano como um animal deslocado de seu meio original, debatendo-se agora com o controle forçado de seus impulsos primitivos. Atualmente, a tendência tem sido a de buscar remédios específicos que visam à cura por meio da manipulação de um único receptor celular, como se a complexidade da vida humana dependesse de uma só substância. Neste livro, procurei passar a noção da dinâmica da vida e de como ela se altera no decorrer dos anos.

Temos forças que se movem com uma intensidade que foge ao controle da vontade: os hormônios. Somente por meio de sua compreensão e mensuração é que podemos dimensionar os estados emocionais de forma real, em uma tarefa quase hercúlea de compreender o outro.

Acredito na medicina integrada, e não naquela que fatia nossos órgãos e sistemas de forma estanque (como tem sido a tendência até o momento).

O AUTOR

SERGIO KLEPACZ formou-se médico pela Faculdade de Medicina da Pontifícia Universidade Católica de São Paulo, em 1980, e obteve o título de mestre em Psicofarmacologia pela Escola Paulista de Medicina em 1987. Tem trabalhos publicados no Brasil e no exterior e realiza palestras por todo o país. Além da clínica particular que mantém em São Paulo, é médico credenciado do Hospital Samaritano. Exercendo suas funções como psiquiatra, questionava-se a respeito do baixo índice de cura obtida pelo procedimento clássico baseado em terapias psíquicas e medicamentos. Depois de muito pesquisar, concluiu que a rede hormonal exerce grande influência nas doenças emocionais e psíquicas, desencadeando conseqüências físicas como obesidade, insônia, úlceras, asma, alergias etc. Atualmente, preconiza a visão de uma medicina integrada com participação do balanceamento hormonal e da suplementação nutricional como alternativa para os casos de difícil solução.

IMPRESSO NA
sumago gráfica editorial ltda
rua itauna, 789 vila maria
02111-031   são paulo   sp
telefax 11 **6955 5636**
sumago@terra.com.br

GRÁFICA **sumago**